ÍNDICE

Resumen

La salud es un derecho fundamental. Según la Organización Mundial de la Salud (OMS) la salud es *"el estado de completo bienestar físico, mental y social, y no solamente la ausencia de enfermedad"* y se necesita la colaboración y la coordinación de distintos sectores sociales y técnicos para conseguirla. En la Conferencia Internacional de Alma Ata en 1978, se fijó el objetivo "Salud para todos para el año 2000". Para llegar a ese objetivo tenía que fijarse una estrategia cuyo nombre fue Atención Primaria de la Salud (APS). Dentro de la APS nos encontramos a los Equipos de Atención Primaria (EAP), éstos y los Centros de Salud (CS) son el primer contacto y la puerta de entrada de la población al servicio de salud, formando una estructura funcional y organizativa. El objetivo principal de este trabajo consiste en revisar la literatura científica para conocer la importancia que tiene el trabajo en equipo en la AP. En la presente revisión bibliográfica se expone el sistema sanitario español, en que consiste la APS, los profesionales que forman los EAP y el trabajo en equipo. Además se hace mención del papel que ejerce la enfermería en la APS. Para llegar a los objetivos propuestos se han utilizado diferentes bases de datos como sCielo y Science Direct, entre otras. Actualmente la AP requiere un equipo formado por profesionales de diversos sectores tanto sanitarios como no sanitarios para conseguir un óptimo resultado en salud. El trabajo interdisciplinar es fundamental para llevar a cabo los objetivos de la AP.

Palabras claves. Trabajo en equipo. Atención Primaria de Salud. Enfermería. Comunicación interdisciplinar. Equipo de Atención Primaria.

1. INTRODUCCIÓN

La salud es un derecho fundamental[1, 2]. Según la OMS, la salud es *"el estado de completo bienestar físico, mental y social, y no solamente la ausencia de enfermedad"*[2] y se necesita la colaboración y la coordinación de distintos sectores sociales y técnicos para conseguirla[1].

Los Sistemas Sanitarios han cambiado sus objetivos de enfermedad por el de salud. Toda la población cada vez es más consciente de que un Sistema Sanitario tiene que tener como función primordial no solo garantizar un correcto diagnóstico y tratamiento de la persona enferma, si no también tiene que procurar que mantenga su salud. Los Sistemas Sanitarios tienen que asegurar el derecho a la salud de la población[1, 2].

Actualmente los presupuestos generales del estado se hacen cargo de la totalidad de la financiación del sistema[1]. Las características de los servicios públicos y de la sanidad están determinadas por la política y la economía de nuestro país en última instancia[3].

Nuestro Sistema Nacional de Salud es el resultado del proceso que sufre la Asistencia Sanitaria de la Seguridad Social tras los cambios socioeconómicos de los años 60[3].

En España, el sistema sanitario se organiza en dos grandes niveles de atención: la Atención Primaria (AP) y la Atención Especializada (AE)[3, 4].

En la Conferencia Internacional de Alma Ata en 1978, se fijó el objetivo *"Salud para todos para el año 2000"*. Para llegar a ese objetivo tenía que fijarse una estrategia cuyo nombre fue Atención Primaria de la Salud (APS)[5]. Ésta se estableció para superar los modelos biomédicos centrados en la enfermedad por modelos basados en promoción de salud y prevención de enfermedad[6].

La APS fue definida según la OMS y Unicef en Alma Ata como:

"La asistencia sanitaria esencial, basada en métodos y tecnologías prácticos científicamente fundados y socialmente aceptables, puesta al alcance de todos los individuos de la comunidad, mediante su plena participación y a un costo que la comunidad y el país puedan soportar en todas y cada una de las etapas de su desarrollo, con espíritu de autorresponsabilidad y autodeterminación" [2, 4, 6, 7]. *"La Atención Primaria es parte integrante tanto del Sistema Nacional de Salud, del que constituye la función central y el núcleo principal, como del desarrollo social y económico global de la comunidad. Representa el primer nivel de contacto de los individuos, la familia y la comunidad con el Sistema Nacional de Salud, llevando lo más cerca posible la atención de salud al lugar donde residen y trabajan las personas, y constituye el primer elemento de un proceso permanente de asistencia sanitaria"* [1, 4].

Se reitera firmemente desde la conferencia Alma Ata, la importancia de la AP como estrategia indispensable para mejorar la salud[2].

Antes de la configuración actual, la atención primaria a la población se estructuraba en un sistema de asistencia ambulatoria donde los médicos y los profesionales de enfermería no mantenían contacto ni actividades entre los compañeros del centro, trabajaban de manera aislada. El prestigio de los profesionales fue deteriorándose a lo largo de los años por la masificación progresiva en las consultas, las condiciones en las que desarrollaban su actividad y la burocratización. Los médicos generales que encontrábamos en AP eran de otra especialidad[1]. Después de la reforma de la AP en 1984, surgen los EAP, el médico de Familia trabaja en colaboración con otros profesionales, enfermeros, pediatras, asistentes sociales, administrativos, entre otros[3].

Los EAP y los CS son el primer contacto y la puerta de entrada de la población al servicio de salud[8]. Están constituido por el conjunto de profesionales que desarrollan de manera compartida y continuada las actividades y funciones de la APS en una comunidad determinada. Es una estructura funcional y organizativa[1].

En nuestro país, según el Real Decreto 137/1984 de 11 de enero sobre estructuras básicas de salud, en el artículo 3 se define al EAP como *"el conjunto de profesionales sanitarios y no sanitarios con actuación en la zona de salud"*, los componentes que forman el equipo no aparecen en una lista puesto que *"en la medida en que la propia dinámica de implantación y desarrollo de los equipos lo hagan preciso, y las disponibilidades presupuestarias lo permitan, podrán incorporarse a los mismos otros profesionales"*[9]. Los EAP son componentes organizativos[3, 9], de estructura y carácter jerarquizados[9] bajo la dirección de un coordinador[3, 4, 9], un responsable de Enfermería y en algunos casos, responsables de Administración, Programas, etc[3].

Los EAP funcionan internamente según un patrón general por el cual se atiende directamente a la población, se organiza en consultas de atención a demanda, programadas, atención domiciliaria,

5

atención a urgencias (pueden ser a través de servicios normales o especiales de urgencias) y atención a grupos (escolares, diabéticos…)[3].

La OMS hizo hincapié en la formación de las enfermeras para que asumieran las responsabilidades que traería consigo la implantación de la AP. La AP ha transformado el papel de las enfermeras proporcionándole un espacio donde establecer una relación más cercana y continua con los pacientes[10].

El trabajar en equipo favorece la seguridad de la atención al paciente y la calidad. Una percepción positiva del trabajo en equipo influye en el bienestar de los profesionales además de ser un factor que beneficia la seguridad y calidad de la atención sanitaria[11].

La creciente transformación de las organizaciones sanitarias ha derivado en la implantación de nuevas formas de gestión que esté sustentada en un equipo de profesionales que colaboren en los procesos clínicos que asistan, colaboración en la organización, en la consecución de objetivos y como no en la incentivación. Estas son las llamadas Unidades de Gestión Clínica, hospitalarias y de AP[12].

La importancia de aunar puntos de vista en la atención, afrontar juntos retos y tener en cuenta diferentes perspectivas posibles, es el pilar fundamental para lograr una atención eficaz en salud. Esto unido al trabajo común, compartir valores y mantener una comunicación eficaz deben ser los pilares de la actuación del equipo multidisciplinar de AP[9].

2. JUSTIFICACIÓN

Trabajar en equipo en AP es relevante porque propicia la obtención de objetivos en salud mediante intervenciones encaminadas no solo a obtener la curación sino de prevención y promoción de la salud. Los distintos profesionales que forman el EAP realizan de manera autónoma sus funciones pero teniendo en cuenta unos objetivos comunes, estableciendo una relación multi, inter e intradisciplinar, complementándose unos con otros.

Con una intervención fundamental destaca dentro de este equipo la presencia de los profesionales de enfermería que gracias a la reforma sanitaria han conseguido mayor autonomía en su actuación, logrando un espacio propio que posibilita la planificación y puesta en marcha de un plan de cuidados individualizado para cada paciente.

3. OBJETIVOS

En esta revisión bibliográfica se recopila información de los diferentes estudios y artículos realizados por terceras personas y/o revistas médicas.

OBJETIVO GENERAL

Revisar la literatura científica para conocer la importancia del trabajo en equipo en Atención Primaria.

OBJETIVOS ESPECÍFICOS

1. Conocer el sistema sanitario español.
2. Saber en qué consiste la AP.
3. Averiguar quiénes son los integrantes del EAP.
4. Percibir la importancia del trabajo en equipo y su comunicación.
5. Exponer la importancia que tiene la enfermera en el EAP de salud.
6. Explorar las diferencias que hay en la AP en los distintos países de la Unión Europea.

4. METODOLOGÍA

El presente trabajo se lleva a cabo a través de una revisión bibliográfica de publicaciones científicas en las siguientes bases de datos online: sCielo, PubMed, Science Direct y Dialnet. A través de ellas se ha accedido a revistas científicas como Elsevier y SEMERGEN. Además se ha consultado bibliografía en formato físico de la biblioteca de la Universidad de Granada.

La correlación temporal ha sido desde el año 2000 hasta el 2018.

La búsqueda se ha realizado cruzando los descriptores "atención primaria", "trabajo", "equipo", "comunicación" y "enfermería". No se han usado booleanos.

Se han encontrado limitaciones durante la búsqueda, apenas hay información relacionada con el trabajo en equipo en AP y su importancia, lo que nos ha llevado a seleccionar artículos de más de 10 años de antigüedad por la escasez de información y a ampliar las fechas de búsqueda.

Como criterio de exclusión, se ha evitado el uso de artículos relacionados con el trabajo en equipo en la AE.

5. RESULTADOS

Tras la búsqueda en las bases de datos anteriormente mencionadas, se recopiló toda la información relacionada con el tema a tratar, 40 artículos online y

4 libros. De los anteriores se escogieron finalmente 33 artículos online y 3 libros físicos para la elaboración.

1. Sistema sanitario español

La Asistencia Sanitaria española actual se fundamenta en la Ley General de Sanidad de 1986 donde se orientó la sanidad española hacia la experiencia internacional de los Servicios Nacionales de Salud[3].

Nuestro sistema sanitario se organiza en: AP y AE[3, 4, 5, 6].

ATENCIÓN PRIMARIA (AP)

— Centro de Salud.

— Primer contacto.

— Resolución de necesidades de atención básica: promoción prevención, rehabilitación y recuperación.

— Actúa como puente entre sistema sanitario y otros servicios de desarrollo social y económico.

Se resuelve el 85% de problemas aproximadamente.

ATENCIÓN ESPECIALIZADA (AE)

— Hospital.

— Servicios de medicina interna, tocoginecología, cirugía, traumatología, etc.

— Objetivo: diagnostico precoz de enfermedades.

Se resuelve el 95% de problemas aproximadamente.

Además de estos dos niveles hay un tercer[6] y cuarto nivel[13].

	— Atención de patologías complejas que requieren alta tecnología y procedimientos especiales.
TERCER NIVEL	— Destinado a la recuperación integral de la enfermedad.

12

	— Ejemplo: Unidad de quemados.
	— Muy importante seguimiento y control.
	Se resuelven 5% de los problemas de salud que se plantean aproximadamente.

CUARTO NIVEL	— Proteger al paciente del exceso de intervencionismo.
	Muy importante en AP.

El Médico de Familia se identifica como la puerta de entrada que tienen los pacientes hacia los médicos especialistas que se encuentran en el hospital, [3, 4, 14] salvo en caso de urgencias extremas.[14]

Existen Unidades de Apoyo a la Atención Primaria que prestan servicios de Urgencias, Salud Mental, Odontología y en algunas zonas Pediatría, éstas son consideradas del primer nivel de atención. La atención a las emergencias sanitarias cuenta con un Centro Coordinador de Urgencias en casi todas las comunidades con teleoperadores, ambulancias, personal especializado y un número de teléfono propio (061)[3].

1. Atención Primaria

La APS se incluye en el Sistema Nacional de Salud para favorecer el desarrollo tanto social como económico de la población, siendo la puerta de entrada y el primer escalón del proceso de atención integral[2]. La APS no genera ahorros en los gastos totales, pero sí que racionaliza los recursos mejorando la equidad, eficacia y eficiencia del planeta[1]. La APS está dirigida a toda la comunidad sin distinciones[6].

Los servicios que se prestan en APS son prestados a través de la atención familiar y comunitaria donde se enfocan las actuaciones hacia el personal, la familia y la colectividad para conseguir una mejora de salud abordando los problemas que presentan[4].

La APS debe de poseer una serie de elementos[2, 4, 5]:

— **INTEGRAL.** Debe abordar los problemas y las necesidades de salud de la persona desde la perspectiva biopsicosocial teniendo en cuenta los componentes biológicos, psicológicos y sociales como parte de los procesos salud-enfermedad.

— **INTEGRADA.** Los procesos sanitarios tienen que tener actuaciones de promoción, prevención, diagnóstico, tratamiento, rehabilitación y análisis del entorno social de forma constante y coordinada entre ellas.

— **CONTINUADA Y LONGITUDINAL.** A lo largo de la vida de la persona y en los diferentes lugares donde se encuentre.

— **ACTIVA.** Buscando las necesidades y problemas de la comunidad de manera precoz. Accesible.

— **BASADA EN TRABAJO EN EQUIPO.**

— **COMUNITARIA Y PARTICIPATICA.**
Enfocando tanto colectiva como personalmente.

— **PROGRAMADA Y EVALUABLE.**

— **DOCENTE E INVESTIGADORA.** Con la capacidad de divulgar y generar conocimiento específico para que sea más fácil replicar la experiencia.

Los profesionales requieren competencias adecuadas para garantizar las intervenciones que se realizan para alcanzar una APS renovada e integral. Varios países reflexionan sobre los retos que implica esto. Por ello es fundamental que los profesionales desempeñen habilidades de líder y toma de decisiones para reconocer los beneficios potenciales de la APS, tanto para mejorar las condiciones de salud de la población como para el funcionamiento de los sistemas de salud[2].

Lo que caracteriza a una AP fuerte es tener la capacidad de resolver de forma inmediata y con la accesibilidad suficiente la mayoría de problemas de los pacientes, siempre garantizando la continuidad e integración de los cuidados[14].

En nuestro país la más importante de las reformas de los servicios sanitarios que fue llevada a cabo en las últimas décadas, fue la reforma de los Ambulatorios de la Seguridad Social, correspondiente a la reforma de la AP[3].

La AP es muy similar entre las distintas CCAA de nuestro país, se gestionan con Unidades de Gestión que reciben diferente nombre según las Comunidades. Estas unidades tienen una jerarquía formada por Director Gerente, Director Médico, Director de Enfermería y Director de Gestión[3].

1. El equipo de Atención Primaria

El EAP puede considerarse como un ecosistema donde se crean relaciones de unión entre los profesionales y su equipo. Las relaciones pueden definirse como mutuas donde el profesional obtiene beneficios del equipo y viceversa; comensales, donde los profesionales recogen beneficios del equipo pero este no obtiene ninguno pero no es perjudicial; y parasitarias, donde el profesional obtiene beneficios del equipo pero este sale perjudicado[13].

El equipo de salud es el pilar fundamental de la organización del trabajo en el CS[5, 9]. Están definidos a partir de metodologías y objetivos de trabajos comunes, contando con sus responsabilidades y participaciones conjuntas en la formación y evaluación de los resultados que se obtienen[4, 5]. Los profesionales de la AP además de trabajar en equipo, gestionan recursos públicos por lo que tienen responsabilidades tanto con sus compañeros como con la Administración[13].

Los equipos de salud desarrollan intervenciones para mantener el ciclo vital de las personas que forman la comunidad y se apoyan con otros servicios a nivel local para completar su misión.[8]

Los EAP desarrollan sus actividades en el CS, una estructura funcional donde se realizan actividades propias de AP además de otras[4].

ACTIVIDADES QUE SE REALIZAN EN EL CS	— Diagnóstico y tratamiento. — Promoción de la salud. — Prevención de enfermedades. — Atención domiciliaria. — Vigilancia epidemiológica. — Docencia e investigación. — Gestión (soporte y funcionamiento interno). — Otras actividades: rehabilitación, atención continuada y urgente.

El trabajo de cada EAP se organiza en turnos de 7 horas, bien de mañana o de tarde. El EAP se organiza para atender a los pacientes durante la jornada bien en el CS o en su domicilio, también realizan reuniones internas[3].

Mayormente en cada CS hay un equipo de salud pero cuando nos encontramos ciudades con bastante población puede haber varios equipos. A cada equipo se le asigna un Área Básica de Salud que corresponde al territorio geográfico asignado[4].

Para poder actuar con una calidad adecuada los profesionales de atención familiar y comunitaria necesitan adquirir las competencias específicas de dicho ámbito[5]. Con la evolución de la asistencia sanitaria en el EAP se implanta un sistema de trabajo más complejo y tecnificado con mayor aportación de la multidisciplinariedad[9]. La nueva organización de trabajo multidisciplinar permite el acceso a los servicios de salud, la actuación sobre los determinantes de salud, el seguimiento y la creación de vínculos entre las familias, la comunidad y los profesionales de salud[8].

Para la composición de un EAP no se responde a criterios universales. La composición debe de adaptarse a las necesidades y posibilidades de la comunidad[1, 4, 9]. Lo que si hay una serie de factores que influyen en la composición del equipo[1].

FACTORES QUE INFLUYEN EN LA
COMPOSICION DEL EAP

— La situación política, económica y de la infraestructura sanitaria.
— La necesidad de salud.
— La disponibilidad de profesionales sanitarios titulados.
— La estructura poblacional.
— La organización y los objetivos del Sistema Sanitario.
— Las funciones atribuidas a los profesionales del equipo.

El director o coordinador médico[9] es un componente muy importante para alcanzar un óptimo funcionamiento. Su elección es muy especial y éste debe de tener gran capacidad de liderazgo participativo[4]. Algunas funciones del coordinador serian monitorizar los indicadores periódicamente, revisar incidentes, reclamaciones y desarrollar proyectos de mejoras entre otras[11].

Los EAP en España, según disposiciones legales sobre delimitación de componentes, pueden incluir entre sus profesionales: médicos de familia, enfermeras, auxiliar de clínica, trabajadores sociales, pediatras, matronas, farmacéuticos, veterinarios y personal auxiliar polivalente. Aunque los componentes básicos de un equipo de salud son médicos, enfermeras, trabajadores sociales y personal auxiliar polivalente[1, 14].

Funciones de los profesionales del EAP[1, 7, 15, 16, 17].

Médico de familia.

— Orientación de los pacientes sobre la satisfacción, participación y derechos en el ámbito sanitario.

— Desarrollo de actuaciones preventivas y de promoción a través de consejos sanitarios, medidas de prevención y educación para la salud.

— Colaboración con los profesionales del equipo y otros.

— Formación continua, desarrollando actividades de investigación y docencia para una correcta práctica clínica.

— Uso de manera adecuada los recursos disponibles.

Personal de enfermería.

— Seguimiento de enfermedades crónicas.

— Intervenciones domiciliarias.

— Administración de medicamentos

— Curas.

— Extracciones de sangre.

— Atención a embarazadas…

Auxiliares de enfermería.

— Ayudar en las intervenciones de promoción de salud y prevención de la enfermedad.

— Colaborar en las pruebas diagnósticas, en la aplicación de tratamientos y dar apoyo a los profesionales de enfermería.

— Ayudar al paciente a realizar las actividades básicas de la vida diaria. Contribuir a mejorar la calidad del sistema sanitario.

Trabajadores sociales.

— Identificar y definir demandas y necesidades de la comunidad diseñando actuaciones precisas para abordar los problemas y emergencias.

— Actuar como enlace entre la población, entidades y el EAP.

— Desarrollo de programas sociosanitarios.

— Atención domiciliaria de pacientes crónicos y ancianos.

— Su población diana es la población que se encuentra en situación de riesgo social.

Los componentes básicos del equipo de salud son imprescindibles para el desarrollo de las funciones esenciales en la comunidad, funciones asistenciales preventivas y de promoción de la salud. El resto de técnicos actúan como elementos de apoyo especializado, tanto sanitario como no sanitario[1].

El desarrollo de la APS implica la necesidad de reconocer el papel de todos los profesionales que componen los EAP y no solo de los médicos[4].

A pesar del tiempo transcurrido tras la reforma, aún se encuentran dificultades en el funcionamiento de los equipos de AP. El coordinador del equipo a veces no tiene autoridad ni reconocimiento suficiente. El trabajo en equipo no se asegura por trabajar juntos o porque haya que establecer por Ley un equipo de trabajo, es muy complicado cuando además se reúnen 10 profesionales de diferentes sectores[14].

2. Trabajo en equipo

Según el Real Decreto 137/1984 de 11 de enero, sobre estructuras básicas de salud, en el artículo 2, *"los profesionales sanitarios y no sanitarios que actúan en los centros de salud, desarrollarán sus actividades con base en el trabajo en equipo"*[9].

La AP requiere un trabajo inter, multidisciplinar de mayor estabilidad con una mayor colaboración en equipo que antes. Esto indica que el EAP tiene que tener conocimientos, no solo de la salud-enfermedad, también de epidemiología y coordinación, gestión e integración de recursos a través de la formulación de políticas públicas[8].

El trabajo en equipo compone uno de los pilares básicos organizativos de la AP[9, 18] para establecer un modelo asistencial orientado a la mejora de la eficiencia y la asistencia de los servicios. Los EAP *"son elementos organizativos de carácter y estructura jerarquizados"*[9]. La AP implica, de las actuaciones que se realizan en salud, un abordaje multidisciplinario[18].

26

Convencionalmente se ha considerado al médico como el profesional encargado de implementar la recuperación de la enfermedad y las intervenciones de salud, pero actualmente las estrategias de la AP actúan fomentando junto con otros auxiliares y profesionales, incluso fuera del sector salud, el trabajo en equipo[8].

Un equipo de trabajo se define como un grupo de personas que poseen habilidades complementarias y se comprometen con un propósito común, un objetivo que alcanzar junto a un enfoque de la actuación a realizar, de los que se consideran responsables mutuamente[9].

Los EAP en ocasiones carecen de experiencias en dinámicas de grupo para la asignación de tareas y responsabilidades de los distintos profesionales en función de la propia competencia profesional y no bajo la perspectiva vertical. Desarrollar un buen trabajo en equipo no es fácil de conseguir[5]. Las estrategias específicas a las que los EAP deben de recurrir y las alternativas de atención adecuadas que deben de decidir tienen que garantizar el vínculo y la satisfacción con las comunidades que atienden, integrando calidad en la atención y calidad técnica para lograr los beneficios adecuados con el menor coste y daño posible[8].

Para alcanzar una eficacia organizativa del equipo, las secciones y los servicios, se requiere la existencia de normas de funcionamiento interno escritas, comunicación sincera, apoyo mutuo y liderazgo[9, 19] y la definición de funciones y objetivos, generales y específicos para cada profesional. Además los equipos profesionales tienen que considerar progresivamente su interdisciplinariedad y multidisciplinariedad en la prestación de servicios[9].

El equipo se forma por personas que tienen sus proyectos, fortalezas y también debilidades[20]. Personas con habilidades complementarias que fijan objetivos comunes y se comprometen en un fin común[1].

28

La creación de un equipo es una tarea un tanto complicada porque hay que interactuar con diferentes personalidades y expectativas, las cuales tienen que confluir para obtener beneficios[9].

La elaboración del equipo de trabajo pasa por 3 fases para su constitución: 1ª fase individual, los miembros dejan marcada su personalidad. 2ª fase identificación del colectivo, donde se va viendo la sinergia entre los miembros. 3ª fase operativa, los miembros del equipo ya pueden establecer objetivos y acciones para establecer una óptima dinámica de grupo[19]. La constitución de un equipo tiene una duración mínima de 15 a 30 días[1].

El trabajo en equipo se fundamenta en las 5 C:

- Complementariedad, cada miembro aporta sus conocimientos.
- Coordinación, el grupo tiene que tener un líder que coordine el trabajo.
- Comunicación, muy importante para coordinar las tareas.

- Confianza, cada miembro debe confiar en cada miembro del equipo.

- Compromiso, todos se deben de comprometer para sacar los objetivos[21].

El EAP tiene que asumir las actividades y objetivos desde una perspectiva multidisciplinar, con enfoque individual y comunitario, con contenidos preventivos y de promoción de salud y otros relacionados con aspectos socioeconómicos y culturales de la comunidad[1].

El trabajo en equipo supone trabajar coordinadamente en la ejecución de un proyecto[1, 21]. Cada miembro aporta habilidades, valores, motivaciones, actitudes y conocimientos[21]. Entre las tareas que se asignan a los diferentes componentes del equipo tiene que haber un equilibrio[9]. El resultado de los objetivos se ve afectado por las relaciones que establecen los miembros del equipo[21]. Además los miembros poseen un alto nivel de satisfacción profesional al trabajar en equipo[1].

A diferencia del trabajo individual, el trabajo en equipo logra de forma más efectiva y eficaz sacar adelante cualquier proyecto produciendo resultados con una mayor calidad por la aportación de la creatividad, la ejecución de actividades, las relaciones interpersonales y el crecimiento que cada individuo aporta al equipo[19].

Los profesionales de AP deben de establecer una serie de características específicas sobre el trato y la implicación debido a su proximidad hacia el paciente y sus objetivos, muy distintas a las de los profesionales del hospital[13].

Es importante que los profesionales del equipo sean capaces de transmitir sentimientos de pertenencia al equipo, esto unido a la correcta ejecución de la actividad diaria se torna como una correcta prestación de servicios sanitarios, unos cuidados de calidad percibidos por los pacientes con valoraciones positivas y satisfacción[21].

Los profesionales del EAP deben de tener una serie de características en la práctica del día a día, como son prudencia, aplicando siempre que sea posible la prevención cuaternaria; accesibilidad en espacio y tiempo; cercanía, tanto física como personal; polivalencia, para dar respuesta a los problemas de los pacientes; longitudinalidad, para tener en cuenta las variables del paciente; y saber gestionar la incertidumbre[13].

Existen pocos estudios que valoren el estado de la comunicación interna en el sector salud, siendo uno de los factores que más se relaciona con un mejor clima laboral en los EAP[22].

La comunicación interna es muy importante para el trabajo tanto en el hospital como en AP. Las herramientas de comunicación electrónicas han sido las principales responsables en la actualidad de mejorar la comunicación interna. Los profesionales desean cada vez más comunicación entre ellos, la mayoría están de acuerdo en la implantación de un foro intranet según una encuesta realizada, esto servería para mejorar la comunicación y desarrollar planes de comunicación en AP.[23] La implantación de una herramienta que permita interacciones de chat para enviar documentos a tiempo real, videoconferencias y escritorios digitales que se puedan compartir entre los usuarios conectados rompe con la barrera espacial entre los profesionales mejorando la resolución y efectividad de los problemas planteados. Esta herramienta proporcionaría mejoras en la productividad individual permitiendo ahorrar tiempo en actividades diarias y en la comunicación con otros profesionales, aumentando la productividad grupal y mejorando el trabajo en equipo manteniendo la comunicación entre los profesionales siempre activa[24].

Las TIC han provocado un gran cambio en la forma de intervenir y de relacionarse entre los profesionales gracias al cambio constante y mejora[13].

La comunicación efectiva y resolución de conflictos de manera constructiva son muy importantes. Los equipos de trabajo tienen que desarrollar habilidades complementarias como identificar problemas y plantear alternativas. Las habilidades se consiguen con la escucha activa, la responsabilización de riesgos, toma de decisiones… además de reconocer y apoyar los intereses y logros del resto de compañeros[9].

En los últimos años los estudios sobre equipos de trabajo han aumentado en los temas relacionados con el clima en el entorno y el estrés laboral. Sin embargo hay escasos estudios sobre el funcionamiento de los grupos. El estudio de las emociones de los integrantes del grupo de trabajo y la atención que reciben los pacientes nos revelan cómo se sienten las personas en el ámbito asistencial y en la organización[18].

Tanto la satisfacción del profesional con el lugar de trabajo como la percepción de su salud influye en la satisfacción del paciente[20, 22]. Los profesionales sanitarios le dan mucha importancia al clima emocional y al clima laboral de los equipos[20, 25]. El clima emocional del equipo no puede construirse sobre previa amistad. El clima se renueva con cada acción que se realiza de manera común. El equipo tiene un proyecto en común, el cual es el latido del equipo. El respeto es fundamental para construir un equipo[20].

Para conseguir un mejor clima laboral en el equipo es fundamental la agrupación por afinidad profesional y personal, un horario laboral adaptado por el equipo para conseguir los resultados que consideren y que el equipo decida la organización para alcanzar los objetivos de forma eficiente. Organizando así el equipo sería más fácil conseguir espacios para tareas no asistenciales como la formación y conseguir el tiempo adecuado para cada paciente.[26]

El clima de trabajo actúa como factor protector del estrés laboral [26, 27] y del riesgo suicida en enfermería[27].

Según el estudio realizado en AP de Barcelona del ICS sobre el burnout y el trabajo en equipo, se estudiaron todas las categorías profesionales que forman parte del EAP. Las personas que menos sentimiento de equipo tenían presentaban mayor grado de desgaste, lo que demuestra que el trabajo en equipo es un factor que protege del burnout. Para evitar el burnout y el desgaste se debe de establecer dinámicas de grupo para favorecer la cohesión. Las políticas de salud deberían de proteger al personal sanitario para minimizar dicho desgaste[26].

El liderazgo es el pilar del trabajo en equipo en AP y es muy importante para mantener un buen clima[18]. Según el estudio realizado, hay poca ilusión por el trabajo y tensión intragrupal por la presencia de un líder no integrador entre los componentes[18, 20]. Sin embargo, el respeto hacia el trabajo entre los profesionales y la confianza emocional entre ellos es muy alto. La confianza que hay en el grupo hace que haya un equilibrio entre las relaciones y el mantenimiento de la cooperación[18].

El compromiso entre los profesionales que forman el equipo de trabajo se forma dando lugar y responsabilidades a cada uno de los miembros. El compromiso es muy importante ya que si la cosa va mal tienen que salir a delante pase lo que pase, tienen que tener profesionales que sean capacees de resurgir, sino se crea un circulo emocional egoísta[20].

La confianza, el compromiso y el respeto surgen cuando el equipo establece una meta en común, algo muy importante para la formación del equipo[9].

Los equipos con ilusión y compromiso forman un circulo emocional cohesivo en el que se buscan proyectos comunes y cada profesional es valorado según el trabajo que desempeñan. Es muy importante que coincidan los intereses individuales con los grupales en el equipo[20].

Un EAP persigue varios objetivos como son:

— Favorecer la participación de la comunidad.
— Fortalecer el papel de la AP como entrada al sistema sanitario.
— Consolidar la continuidad asistencial.
— Incrementar las capacidades de resolución de problemas y satisfacción de necesidades.
— Posibilitar la complementariedad y la multidisciplinariedad[19].

El EAP realiza funciones de asistencia tanto en el CS como en el domicilio, promoción de la salud con educación sanitaria tanto individual como colectiva en el CS o en escuelas, prevención de enfermedades en grupos de riesgo a través de la inmunización, rehabilitación y funcionamiento interno y de soporte que engloba la formación, docencia e investigación[1].

El trabajo en equipo aporta una serie de ventajas, entre ellas:

- La estimulación de la educación para la salud.
- Disminución de la prevalencia de enfermedades en la población, prestación de cuidados eficaces y exhaustivos al paciente enfermo.
- Marcación de objetivos comunes entre los miembros; agrupación de técnicas, conocimientos y recursos entre los miembros.
- Participación entre los profesionales en la toma de decisiones.
- Responsabilidad de resultados[19].

Estas ventajas producen un aumento de la productividad favoreciendo el compromiso y la comunicación entre los profesionales. La efectividad del equipo se ve afectada por la interdependencia y la cooperación que establecen los profesionales de manera positiva.[26] También aparecen problemas de trabajo en equipo, los principales pueden ser individuales, de interacción, de coordinación o dificultades que se pueden presentar en la definición de objetivos, en la integración, conflicto de roles o incomunicación[19].

La organización del trabajo en equipo en la AP se basa en 3 premisas que son: el trabajo coordinado y no jerarquizado de los distintos componentes, el trabajo programado y la participación de todos los profesionales del equipo[1].

El director coordinador que se encarga de conducir al equipo debe desarrollar un estilo participativo huyendo de patrones autoritarios o paternalistas, basándose en la comunicación y las interrelaciones personales. Además de disponer de amplia capacidad de la gestión de recursos humanos y materiales[1]. Algunas de las funciones que realiza son: monitorizar los indicadores periódicamente, revisar incidentes, reclamaciones y desarrollar proyectos de mejoras entre otras[11].

Son muy importantes para fortalecer el equipo y la dinámica grupal las reuniones de los EAP. Para tomar decisiones de acuerdo, debatir ideas y difundir conocimientos e información entre los miembros del equipo. Aunque en la mayoría de ocasiones son ineficaces por razones como falta de formalización de acuerdos, excesivas reuniones, falta de responsabilidades, debilidad de gestión interna[19]…

El avance en herramientas en gestión en los equipos ha llevado a la creación de las llamadas Unidades de Gestión Clínica (UGC) que en el caso de AP conlleva que los propios integrantes del equipo de atención participen en la configuración de objetivos adaptados a sus necesidades y características de su población. Esto posibilita una mayor participación del equipo en la tomas de decisiones en gestión y un ensamblaje notable en la forma de organización interna. De igual forma esta nueva forma de gestión adoptada por varias CCAA posibilitan un sistema de evaluación sustentado en los sistemas de información TIC que ayudan a desintegrar los objetivos individuales para que el profesional pueda reorientar o continuar su consecución de objetivos de la manera más eficiente y productiva para él y el equipo de salud del que forma parte[12].

Las UGC a través de debates presenciales, ejecución de cuestionarios y revisión de información y actividades con la participación de todos los profesionales, consiguen una mayor productividad y eficiencia, mejorando el clima laboral, la intervención de los profesionales y el trabajo en equipo. Además el paciente obtiene beneficios, sintiéndose mejor atendido y con mayor posibilidad de participación[28].

3. El papel de la enfermería en la AP

La creación de los EAP ha transformado el papel de las enfermeras dándole más autonomía y protagonismo, proporcionándoles un espacio propio para atender a la comunidad de la forma más eficiente, la consulta de enfermería[10, 29]. Hace unos años no estaban bien valoradas pero con el paso del tiempo se ha comprobado que son muy útiles e importantes para desarrollar actividades dirigidas a la prevención, promoción y cuidado de la salud[1].

En la AP la enfermera forma parte del EAP, un equipo multidisciplinar que tienen como objetivo la salud integral del individuo, la familia y la comunidad. Cada miembro realiza sus funciones de manera autónoma pero coordinada con los demás[10]. La AP no se desarrolla de manera admisible sin la participación de la enfermería, capaz de admitir un papel principal en la prestación de cuidados bajo la perspectiva integral tanto a nivel individual como colectivo[1].

La enfermería juega un papel decisivo en la atención integral durante el ciclo de la vida ya que actúa de manera directa en la prestación de cuidados[7]. La enfermera es la primera persona del CS que establece relación con el paciente. Cuentan en su hacer con claras habilidades sociales que aumentan la comunicación efectiva[30].

Las actividades que realizan las enfermeras son fundamentales para promocionar los planes de la AP. La enfermera actúa de manera activa en el cuidado del paciente, su familia y la comunidad realizando una serie de intervenciones propias de la enfermería coordinadas con el médico para alcanzar los objetivos planteados de la AP[7]. Son muy importantes las relaciones que desempeña la enfermera con sus pacientes, tienen un efecto terapéutico que pueden llegar a ser determinantes en el éxito de su ejecución ya que las enfermeras cuidan 24 horas de los pacientes brindándole la asistencia necesaria[30].

Las relaciones interpersonales son la esencia de la enfermería, las enfermeras deben de tener habilidades tanto en el lenguaje verbal como en el no verbal, para establecer una relación eficaz entre la enfermera y el paciente[30].

La enfermería atiende tanto a personas sanas como enfermas en situación de riesgo o no, a través de actividades orientadas a la promoción de la salud[1].

Realizan actividades dentro de consulta, en los domicilios y relacionadas con la educación para la salud[7].

Intervenciones de la enfermera en AP[1, 7, 13, 16].

INTERVENCIONES DE LA ENFERMERA EN AP

— Seguimiento de enfermedades crónicas: enfermedades cardiovasculares, metabólicas, cerebrovasculares y renales.
— Administración parenteral de medicación.
— Extracción de sangre.
— Electrocardiogramas.
— Atención integral de embarazadas.
— Actividades domiciliarias.
— Cuidados a pacientes que sufren cirugía ambulatoria.

Las enfermeras ayudan a los pacientes a identificar la satisfacción de sus necesidades básicas, a establecer objetivos de salud, elegir actuaciones para conseguirlos y evaluar los resultados[16].

45

La enfermería tiene que asumir el rol que juega en la AP respecto al desarrollo de todas las dimensiones de la AP, incluyendo la planificación y decisión de las actividades asistenciales, docentes y de investigación[1].

Dentro del EAP hay que mencionar la importancia de la enfermera de "gestión de casos", la cual organiza casos más complejos que necesitan intervención de más sectores[16].

Respecto a la promoción de la salud las enfermeras capacitan a las personas para que tengan un mayor control sobre su salud y mejoren sus hábitos saludables ya que los problemas de salud más prevalentes se relacionan en mayor medida con los hábitos de vida, la alimentación, la obesidad, la actividad física[16]…

Las enfermeras deben de liderar las actuaciones que se realizan para fomentar más seguridad en el entorno laboral. Actúan como cuidadoras de los pacientes en un ambiente donde son indispensables el trabajo en equipo, el liderazgo y la formación para favorecer la seguridad de los pacientes[11].

La formación progresiva de las enfermeras de grado, máster, especialidad y doctorado, ayudará a tener más control y autonomía en la práctica, a desarrollar competencias y nuevas responsabilidades y en conjunto a mejorar la calidad del cuidado[31].

4. Comparación de la AP de España con diferentes países de la Unión Europea

La organización por niveles de atención que tienen países de la Unión Europea (UE) como España, Gran Bretaña, Dinamarca o Finlandia, no existe en todos los países de Europa por lo que no se puede hablar de AP como en el modelo español[3].

La AP de España tiene una serie de puntos fuertes, tiene profesionales bien formados que trabajan en equipo en zonas adscritas al CS y con una lista de pacientes asociada a cada profesional, es el primer contacto con el paciente, posee sistema de derivación o referencia al resto de especialistas[32].

En Reino Unido tienen el Servicio Nacional de Salud parecido al servicio sanitario de España. Poseen CS que funcionan de manera similar a los españoles. Además tienen CS donde se puede acudir sin cita para solucionar problemas menores. Al igual que en España, la AP es la puerta de entrada, el medico es clave en el sistema sanitario. En Reino Unido también encontramos la división regional que nos encontramos en España[33].

Lo más atractivo del servicio sanitario es que los EAP de los CS no están determinados por el estado. Los médicos se asocian y forman su propio equipo, escogiendo a los profesionales según sus habilidades. Esto tiene como ventaja que el equipo responde a las necesidades poblacionales y aumenta la eficiencia del trabajo en equipo[33].

Los profesionales de enfermería adquieren la misma importancia que un médico en los CS[33].

En Suecia, la enfermera es la puerta de entrada. Una enfermera especializada realiza el triaje en el CS o por teléfono, además son las encargadas de las visitas domiciliarias y pueden realizar recetas bajo supervisión médica[34].

La AP en Francia no tiene las mismas características de universalidad, continuidad e integralidad que las que tiene España y Reino Unido, por lo que no se pueden comparar los CS ni los equipos profesionales[35].

Entre el médico y la enfermera no hay ninguna relación profesional. Los profesionales de enfermería se pueden instalar en cualquier territorio y son liberales, sus actividades se centran mayormente en proporcionar cuidados en el domicilio[35].

En diferentes países de la UE, los profesionales de AP trabajan de manera autónoma, en clínicas particulares y concertadas por la sanidad pública. No trabajan en equipo ni funciones de derivación ni coordinación de información, lo que hace que se dificulte la continuidad de cuidados. En algunos países hay actividades de promoción de la salud y en otros no[32].

La AP contribuye finalmente eficazmente en la mejora y mantenimiento de la salud en nuestro país. Es necesario renovarla e invertir tiempo y dinero en ella para que llegue a ser más eficaz y eficiente, esto depende del conjunto de nuestra sociedad, tanto de los profesionales, del gobierno como de los habitantes[32].

Debido a la gran dedicación de nuestros profesionales nuestro sistema sanitario es un gran logro considerado como uno de los mejores, pero desgraciadamente a estos no se le presta tanta atención en condiciones laborales y retribuciones[25].

6. DISCUSIÓN

Diversos autores coinciden en que nuestro sistema sanitario se divide solo en dos grandes niveles de atención, AP y AE[3, 4, 6, 14]. Sólo dos autores tienen en cuenta los otros dos niveles de prevención que nos podemos encontrar, la prevención terciaria[6] y la prevención cuaternaria, que deben tener un papel fundamental en la AP[13].

No hay unanimidad a la hora de reconocer la función más relevante dentro del EAP. Hay autores que refieren al médico de la AP como pieza fundamental siendo el primer contacto y puerta de entrada del paciente a la AP[3, 4, 14]. Sin embargo otros indican a la enfermera como la primera persona con la que establece contacto el paciente[30] y por el contrario otros refieren a cualquier miembro del equipo de AP como eslabones en este primer contacto[8].

Sí que hay bastante unanimidad de los autores para reconocer la creación de la AP en la Conferencia de Alma-Ata como una estrategia para mejorar la salud, teniendo como objetivo el lema *"salud para todos en el año 2000"*[2, 5, 6, 7].

En cuanto al liderazgo de los EAP, varios autores resaltan el papel fundamental del coordinador[4, 9, 11].

De ellos algún autor señala un liderazgo formal único en el equipo bajo un coordinador médico[3, 9, 11]. Otros en cambio reconocen al coordinador de enfermería como figura integradora junto al coordinador médico[3].

Ciertos autores coinciden en que los EAP suponen el pilar organizativo de la AP[5, 9, 18].Y a su vez existe unanimidad en señalar en varios artículos que desarrollar el trabajo en equipo no es fácil[8, 9, 14]. Los EAP deben de realizar un abordaje multidisciplinar[1, 5, 18], refieren varios autores.

Respecto a la comunicación dentro del equipo tampoco hay unanimidad, solo dos autores le dan importancia a la comunicación interna[9, 23], mientras que numerosos artículos le dan más importancia al clima emocional y laboral de los profesionales[18, 20, 25, 26, 27]. A su vez, un autor nos recuerda que hay escasos estudios sobre el funcionamiento de los grupos[18].

Respecto al papel de la enfermera, varios autores coinciden en que se ha transformado tras la reforma de la AP[10, 18, 29]. Además establecen que la enfermería juega un papel importante en la AP, admitiendo un papel principal de la enfermera en la prestación de cuidados[1, 7, 16]. Solo uno de los artículos revisados tiene en cuenta la importancia de las relaciones interpersonales que establecen las enfermeras con los pacientes, y la importancia de que estas tengan habilidades de comunicación tanto verbales como no verbales. A su vez también resalta lo relevante de la preparación de la enfermera en comunicación para lograr el éxito efectivo en el desempeño del cuidado integral de la persona[36].

En cuanto a los modelos de atención en AP en otros países europeos, encontramos autores que visualizan las diferencias con nuestro modelo asistencial. Mientras en Reino Unido el sistema de atención es parecido al español con el médico como puerta de entrada, Suecia tiene a la enfermera como referente en el primer contacto con el paciente[33, 34].

Así mismo varios autores informan de cómo Francia y otros países de la UE tienen un sistema de atención

53

en AP donde los profesionales enfermeros trabajan de manera autónoma para la sanidad pública o privada no manteniendo una relación interdisciplinar entre profesionales y dificultando por tanto la continuidad de cuidados[32, 35].

7. CONCLUSIÓN

Actualmente la AP requiere un equipo formado por profesionales de diversos sectores tanto sanitarios como no sanitarios para conseguir un óptimo resultado en salud. El trabajo interdisciplinar es fundamental para llevar a cabo los objetivos de la AP. Establecer la prevención, promoción e intervención tanto en la salud como en la enfermedad de las personas que forman la comunidad no es tarea fácil, por lo que dichos profesionales deben tener una serie de habilidades para que finalmente se complementen entre ellos llegando al objetivo consensuado.

Los Equipos de Atención Primaria son los pilares de la AP. Su creación no es sencilla, deben de pasar una serie de fases hasta formar el equipo. El trabajo en equipo finalmente se ve afectado por las relaciones profesionales, lo que afecta a la calidad del cuidado, por ello deben de establecerse una serie de normas para tener un orden.

La enfermería ha dado un giro con la última reforma de nuestro sistema sanitario, alcanzando gran importancia en la prestación de cuidados debido a su intervención en las patologías crónicas, educación para la salud y control de enfermedades pandémicas.

Respecto a la AP española, he de decir que tenemos un servicio sanitario de calidad, pero no se presta atención al profesional y su cuidado. En relación al resto de países de la UE son pocos los países que tienen una sanidad con tan amplia cobertura.

Los nuevos modelos de gestión incorporados a la AP en nuestro país denominados UGC, han venido a concretar objetivos más acordes con las necesidades en salud de cada grupo de población y a su vez potenciar la interdisciplinariedad entre el equipo, ayudando a la consecución de una asistencia común con resultado de salud e incentivando individualmente a los miembros mediante las evaluaciones de objetivos realizadas con ayuda de las TICS.

Durante la revisión bibliográfica se han encontrado limitaciones, hay muy poca literatura sobre la importancia en sí del trabajo en equipo en AP, se le da más importancia al clima laboral y emocional de los profesionales que a la comunicación interna y relaciones multidisciplinares. Además es escasa la literatura donde se mencione la importancia de la enfermería en la AP.

Como línea futura sería conveniente dar prioridad al estudio del funcionamiento interno de los EAP, explorando su actuación y reales necesidades, debido a la influencia que tiene el trabajo en equipo en la calidad de los cuidados de nuestra población, además de extender las herramientas de comunicación más modernas que se están utilizando en zonas de nuevos ámbitos de gestión para que se facilite e incentive el trabajo en equipo y así conseguir objetivos consensuados en salud.

REFERENCIAS BIBLIOGRÁFICAS

1. Martin Zurro A., Cano Pérez JF. Atención Primaria. Conceptos, organización y práctica clínica. Vol. 1. 6ª ed. Barcelona: Elsevier; 2008.

2. Rivero Gardenia S. Atención primaria de la salud. Rev Fac Cc Med [Internet]. 2015 [citado 4 marz 2018]; 33(3): 80-88. Disponible en: https://publicaciones.ucuenca.edu.ec/ojs/index.php/medicina/article/view/959/849

3. Freire JM. La atención primaria de la salud y los hospitales en el sistema nacional de salud. En: Navarro V, coordinador. El estado de bienestar de España. [Internet]. Tecnos, 2004. [Actualizado feb 2004; citado 2 marz 2018]. Disponible en: http://sid.usal.es/idocs/F8/FDO6750/10cap9.pdf

4. Martín Zurro A, Jòdar Sola G. Atención familiar y salud comunitaria: conceptos y materiales para docentes. [Internet]. Barcelona: Elsevier. 2011. [Actualizado 2011; citado 5 marz 2018]. Disponible en:

58

http://www.fmed.uba.ar/depto/medfam/bibliografia
/Martin-Zurro.pdf

5. Saludpublicasur.com.ar [internet]. Argentina:
UNAJ; 2010. [2015; 4 marz 2018]. Disponible en:
http://files.saludpublicasur.webnode.com/20000003
4-
e9762eb698/Atenci%C3%B3n%20Primaria%20de
%20la%20Saludpdf.pdf

6. Vignolo J, Vacarezza M, Álvarez C, Sosa A.
Niveles de atención, de prevención y atención
primaria de la salud. Arch Med In [Internet]. 2011
[citado 4 marz 2018]; 33(1): 7-11. Disponible en:
http://www.scielo.edu.uy/pdf/ami/v33n1/v33n1a03.
pdf

7. Castañeda Guillot C. La Atención Primaria de
Salud y la Enfermería. Uni Epi [Internet]. 2016 [6
marz 2018]; 3(3): 1-18. Disponible en:
http://186.46.158.26/ojs/index.php/EPISTEME/arti
cle/view/273/222

8. Vega Romero R, Acosta Ramírez N, Mosquera Méndez PA, Restrepo Vélez O. Atención Primaria Integral de la Salud. Estrategias para la transformación del sistema de salud y el logro de la equidad en salud. [Internet]. 1ª ed. Colombia: Rocca S.A; 2009. [Actualizado may 2009; citado 4 marz 2018]. Disponible en: https://www.researchgate.net/profile/Ofelia_Velez/publication/242326295_Atencion_PrimAriA_integrA_l_de_SA_lud/links/55beadd308aec0e5f445e2b7/Atencion-PrimAriA-integr-A-l-de-SA-lud.pdf

9. García Millán A, Criado Álvarez JJ, García del Valle R, Jiménez Gregorio R. Atención primaria y equipos de trabajo. RISAI [Internet]. 2012 [citado 5 marz 2018]; 4(1): 1-9. Disponible en: https://www.researchgate.net/profile/Juan_Criado-Alvarez/publication/281366830_Atencion_Primaria_y_trabajo_en_equipo/links/59517b55a6fdcc218d24c4a1/Atencion-Primaria-y-trabajo-en-equipo.pdf

10. Lagares Vallejo E. Percepción de las actividades de enfermería en atención primaria.

60

Sevilla: Universidad de Sevilla; 2008. 240 p.
Disponible   en:
https://idus.us.es/xmlui/bitstream/handle/11441/157
11/S_TD_202.pdf?sequence=-1&isAllowed=y.

11. Coronado Vázquez V, García López A, López
Sauras S, Turón Alcaine JM. Implicación de las
enfermeras en la gestión de riesgos y la seguridad
del paciente en Atención Primaria. Enferm Clin
[Internet]. 2017 [citado 5 marz 2018]; 27(4): 246-
250.   Disponible   en:
https://www.sciencedirect.com/science/article/pii/S
1130862117300694

12. Aguilera M, Prieto A. Gestión Clínica en
Atención Primaria; retos de la gestión integrada
[Internet]. Madrid: Escuela Nacional de Sanidad;
2014 [citado 3 may 2018]. Tema 13.2. Disponible
en: http://e-
spacio.uned.es/fez/eserv/bibliuned:500949/n13.02_
Gestion_Cl_nica_en_atencion_primaria.pdf

13. Casajuana Brunet J. El profesional en el equipo de atención primaria. [Internet]. Vol 1. semFYC; junio 2016. [Actualizado jun 2016; citado 17 abr 2018]. Disponible en: https://www.semfyc.es/wp-content/uploads/2016/06/Cap1_GCotidiano.pdf

14. Freire Campo JM, Gérvas Camacho J, Ojeda Feo JJ. La coordinación entre Atención Primaria y Especializada, ¿reforma del sistema sanitario o reforma del ejercicio profesional? Rev Adm Sanit siglo XXI [Internet]. 2006 [citado 2 marz 2018]; 4(2): 357-382. Disponible en: https://dialnet.unirioja.es/servlet/articulo?codigo=2037554

15. Agencia de calidad sanitaria de Andalucía. Manual de competencias del/la Médico/a de Familia en Atención Primaria. Programa de Acreditación de Competencias Profesionales del Sistema Sanitario de Andalucía. [Internet] junio 2010. [Citado 30 abr 2018]. Disponible en: http://medicablogs.diariomedico.com/httpoctubloge

s/files/2010/12/Manual_de_competencias_medico_
familia_atencion_primaria_ME_1_1_02.pdf

16. caps.cat [Internet]. Barcelona: Caps; 2009
[actualizado 20 oct 2009; citado 30 mar 2018].
Disponible   en:
http://www.caps.cat/images/stories/El_trabajo_de_
enfermera_en_atencin_primaria_para_enviar.pdf.

17. Serrano Martínez FJ, Serrano Martínez J,
Cordón Llera J. El Auxiliar de Enfermería en
atención primaria. Organigrama de un centro de
salud. En: formación continuada Logoss. El
Auxiliar de Enfermería en las necesidades básicas
en Atención Primaria. 2017 [Internet]. P. 15-26.
[Citado   30   abr   2018].   Disponible   en:
https://www.logoss.net/file/518/download?token=0
s-jgsHd

18. March Cerdá JC, Oviedo Joekes E, Romero
Vallecillos M, Prieto Rodríguez MA, Danet A.
Mapa emocional de equipos de atención primaria
en Andalucía. Aten Prim [Internet]. 2009 [citado 5

marz 2018]; 41(2): 69-75. Disponible en: https://www.sciencedirect.com/science/article/pii/S0212656708000292

19. Martínez Riera JR, Del Pino Casado R. Manual Práctico de enfermería comunitaria. Barcelona: Elsevier; 2013.

20. Borrel Carrió F. Equipos de salud: ¿problema o solución? Aten Prim [Internet]. 2009 [citado 9 marz 2018]; 41:73-75. Disponible en: http://www.elsevier.es/es-revista-atencion-primaria-27-linkresolver-equipos-salud-problema-o-solucion-S0212656708000309

21. Ayuso Murillo D, Grande Sellera RF. La gestión de enfermería y los servicios generales en las organizaciones sanitarias. Madrid: Ediciones Díaz de Santos; 2006.

22. Ballvé Moreno JL, Pujol Ribó G, Romaguera Lliso A, Bonet Esteve A, Rafecas Ruiz M, Zarza Carretero E. Comunicación interna en atención

primaria. Aten Prim [Internet]. 2010 [citado 5 marz 2018]; 40(8): 401-406. Disponible en: https://ac.els-cdn.com/S0212656708720742/1-s2.0-S0212656708720742-main.pdf?_tid=f2ea9e3f-774b-4bed-8be1-d4853c3f02ec&acdnat=1523458813_7d0b3e909f0 6a5d8747e5655f8b911d7

23. Ballvé Moreno JL, Pujol Ribó G, Romaguera Lliso A, Castellá Cuesta C, Depares López JM, Camañes García N. ¿Podemos mejorar la comunicación interna en atención primaria? Aten Prim [Internet]. 2012 [citado 5 marz 2018]; 44(2): e9-e10. Disponible en: https://www.sciencedirect.com/science/article/pii/S 0212656711001569

24. Vivó Tristante P, Rodriguez Muñoz F. Implantación de un sistema de comunicación integral on-line en un centro de salud. Rev Cal Asist [Internet]. 2014 [citado 5 marz 2018]; 29(4): 246-247. Disponible en:

https://www.sciencedirect.com/science/article/pii/S
1134282X14000463

25. De Pablo González R. La Atención Primaria de Salud como eje del sistema público sanitario. Semergen [Internet]. 2005 [citado 14 marz 2018]; 31(5): 214-222. Disponible en: https://www.sciencedirect.com/science/article/pii/S 1138359305729154/pdf?md5=3204868529f808184 39ed6392ed385e0&pid=1-s2.0- S1138359305729154-main.pdf

26. Vilà Falgueras M, Cruzate Muñoz C, Orfila Pernas F, Creixell Sureda J, González López MP, Davins Miralles J. Burnout y trabajo en equipo en los profesionales de Atención Primaria. Aten Prim [Internet]. 2015 [citado 9 marz 2018]; 47(1) :25-31. Disponible en: http://www.elsevier.es/es-revista-atencion-primaria-27-linkresolver-burnout-trabajo-equipo-los-profesionales-S0212656714001498

27. Tomás Sábado J, Maynegre-Santaulària M, Pérez Bartolomé M, Alsina Rodríguez M, Quinta-

66

Barbero R, Granell Navas S. Síndrome de burnout y riesgo suicida en enfermeras de atención primaria. Enf Clin [Internet]. 2010 [citado 12 marz 2018]; 20(3): 173-178. Disponible en: https://www.sciencedirect.com/science/article/pii/S 1130862110000707

28. Ledesma A, et al. Guía práctica para la implantación de unidades de gestión clínica. Amphos análisis y mejoras de procesos hospitalarios. [Internet] 2014. [Citado 3 may 2018] Disponible en: https://www.iese.edu/research/pdfs/ST-0385.pdf

29. Corrales D, Galindo A, Escobar MA, Palomo L y Magariño MJ. El debate sobre la organización, las funciones y la eficiencia de enfermería en atención primaria a propósito de un estudio cualitativo. Aten Prim [Internet]. 2000 [citado 5 mar 2018]; 25(4): 214-219. Disponible en: https://www.sciencedirect.com/science/article/pii/S 0212656700784897.

30. Ramírez P, Müggenburg. Relaciones personales entre la enfermera y el paciente. Enfer Univ [Internet]. 2015 [citado 5 marz 2018]; 12(3): 134-143. Disponible en: https://www.sciencedirect.com/science/article/pii/S 166570631500038X.

31. Gea Caballero V, Castro Sánchez E, Júarez Vela R, Díaz Herrera M, De Miguel Montoya I y Martínez Riera JR. Elementos esenciales de los entornos profesionales enfermeros en Atención Primaria y su influencia en la calidad del cuidado. Enferm Clin [Internet]. 2018 [citado 5 mar 2018]; 28(1): 27-35. Disponible en: https://www.sciencedirect.com/science/article/pii/S 1130862117301225.

32. Lamata Cotanda F. Atención Primaria en España: Logros y Desafíos. Rev Clín Fam [Internet]. 2017 [citado 9 marz 2018]; 10(3): 164-167. Disponible en: http://scielo.isciii.es/pdf/albacete/v10n3/1699-695X-albacete-10-03-164.pdf.

33. Sánchez Sagrado T. La atención primaria en el Reino Unido. SEMERGEN [Internet]. 2016 [citado 9 marz 2018]; 42(2): 110-113. Disponible en: http://www.elsevier.es/es-revista-medicina-familia-semergen-40-linkresolver-la-atencion-primaria-el-reino-S113835931500297X.

34. Sánchez Sagrado T. La atención primaria en Suecia. SEMERGEN [Internet]. 2016 [citado 9 marz 2018]; 42(6): 408-411. Disponible en: http://www.elsevier.es/es-revista-medicina-familia-semergen-40-linkresolver-la-atencion-primaria-suecia-S1138359315003366.

35. Sánchez Sagrado T. La atención primaria Francia. SEMERGEN [Internet]. 2016 [citado 9 marz 2018]; 42(1): 58-62. Disponible en: http://www.elsevier.es/es-revista-medicina-familia-semergen-40-linkresolver-la-atencion-primaria-francia-S1138359315002762.

36. Consejo general de Enfermería. Reflexiones acerca de la Gestión Clínica Enfermera. Análisis

69

del decreto 57/2014. Acta Sanitaria [Internet]. Junio 2016 [citado 4 may 2018]. Disponible en: https://www.actasanitaria.com/wp-content/uploads/2016/06/gestion-clinica-y-decreto-castilla-leon.pdf

www.ingramcontent.com/pod-product-compliance
Lightning Source LLC
Chambersburg PA
CBHW070916280326
41934CB00008B/1748